AF476535
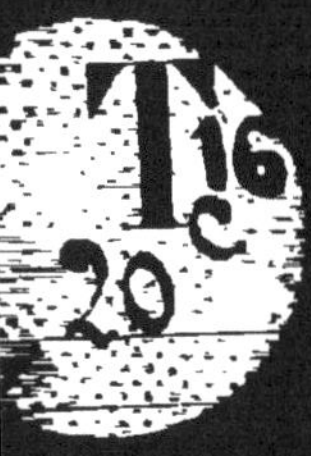
T
16
c
20

16

Tc 20.

POUR ENTRETENIR
LA CHALEUR AUX PIEDS
ET
AUX MAINS.

MOYENS NATURELS

PAR

LUTTERBACH,

PROFESSEUR D'EXERCICES HYGIÉNIQUES ET CONFORTABLES,

Prix : 50 centimes.

A PARIS

CHEZ LES LIBRAIRES ET CHEZ L'AUTEUR,

97, rue Saint-Honoré.

1855.

Paris Imp. PREVE et comp., rue J.-J. Rousseau, 15.

AVANT-PROPOS.

Les publications, détachées d'un ouvrage, sont peut-être le meilleur moyen de vaincre cette paresse d'esprit pour l'étude des choses qui paraissent pour la première fois ; car il semble que les sens aient besoin d'être frappés à vingt reprises avant qu'une innovation puisse être retenue par la mémoire et que le jugement ait eu la première prévision de l'importance que peut avoir le sujet. C'est ce que nous avons été à même d'apprécier par la brochure sur les *Différentes manières de respirer*, extraite de nos cinq cents moyens (***Révolution dans la Marche***), dont les journaux ont plus retenti que pour l'ouvrage dans son entier, et l'accueil général, mais tardif, que le public a fait à ces nouveaux principes de respiration nous a montré qu'à leur apparition ils avaient passés inaperçus. Notre dernier extrait (*Science nouvelle sur la beauté*), qui n'est pas sans succès, n'aurait pas, sans doute, subi la contrefaçon qui a eu lieu, si ces moyens naturels pour améliorer les traits du visage fussent restés confondus parmi nos cinq cents moyens. L'esprit est comme l'appétit qui s'accoutume difficilement à un aliment nouveau et qui se rebute quand on lui présente trop de mets à la fois.

D'ailleurs, lorsqu'on travaille dans le but de faire du bien à l'humanité par chacun en particulier, on ne doit pas oublier qu'il y a des petites bourses, et qu'il est des gens qui ne veulent faire l'acquisition que des moyens qui leur sont nécessaires. Aussi, notre intention est-elle de publier d'autres extraits à mesure que nous pourrons les enrichir de nouvelles découvertes.

C'est aussi dans le but ci-dessus que nous nous sommes imposé le devoir de démontrer nos moyens par de courtes leçons, afin que la vérité, en frappant les sens directement et rapidement, aide la mémoire et fasse gagner du temps. Dans ce siècle, on ne vit pas assez pour connaître toutes les innovations qui peuvent satisfaire les nouveaux besoins que nous nous créons chaque jour.

Indications sommaires

POUR LA CHALEUR DES PIEDS ET DES MAINS.

—

Le feu et l'eau ne doivent être employés que dans les cas urgents. Le feu durcit la peau, l'eau l'amollit. La chaleur passagère que donne le combustible, chasse la chaleur naturelle et le corps se refroidit plus tôt. L'eau détrempe les fluides qui nourrissent la peau, et elle perd de sa tonicité. — Il faut entretenir la chaleur et l'élasticité, surtout des pieds, par agitations musculaires, par massage et frétillements. — Ne pas attendre que le froid se fasse sentir pour établir son mouvement. — Profiter de la moiteur des pieds ou des mains pour les masser, afin de mieux entretenir leur courant de chaleur et leur élasticité. — Prendre attention à ce que les pieds ou les mains ne soient pas frappés par l'air quand ils sont en transpiration, et dans cet état, éviter surtout pour les pieds qu'ils ne touchent un corps froid; autrement, parer au danger en les frappant au plus vite par les mouvements indiqués.—Se chausser ou se ganter aussitôt que la chaleur est sujette à se perdre, afin d'enfermer cette chaleur pour lui donner plus de continuité. — En outre, faciliter l'élasticité de la peau par l'élasticité de la chaussure.—L'élasticité est cé qu'il y a de plus puissant pour faire porter la chaleur à la peau en épargnant la fatigue. — Ne pas serrer les pieds ou les mains pour faciliter leur courant de chaleur, entre la peau et ce qui la recouvre. — L'étoffe qui touche la peau prend de la chaleur proportionnellement à sa force de pression, mais c'est au dépens de la peau qui perd sa chaleur dans cette même proportion.

Quand la chaleur de la tête se répand dans le chapeau, elle s'y conserve plus longtemps que dans la casquette quand celle-ci touche la tête de toute part; il est vrai que la quantité de bourre dont on garnit certaines casquettes force la durée de la chaleur, mais aussi il y a danger dans ce cas de mettre la tête en état d'irritation.

La chaussure trop étroite en marchant peut être une cause de la chaleur aux pieds, mais quand ceux-ci ne comportent pas assez d'élasticité, cette chaleur se répartit inégalement.— Il peut en résulter une détérioration des pieds. D'ailleurs, la réaction du sang qui produit cette chaleur porte toujours quelque perturbation dans la santé.

La pensée influe sur les fluides du corps. — On peut faire porter la chaleur aux pieds par la force de la volonté en promenant les mains jusque sur le point où doit être conduit le calorique.— C'est de la physiologie magnétique.

CHAPITRE PREMIER.

Chaleur aux pieds en marchant.

La nature, en plaçant le principe de chaleur au centre du corps, nous montre par là que la plus grande part de mouvement est réservée aux pieds et aux mains, aussi la marche et le travail manuel sont-ils les moyens les plus naturels pour répartir convenablement cette chaleur qui doit entretenir la santé.

La chaleur naturelle des pieds, premier point de notre sujet, doit donc s'entretenir par la marche ; cependant quantités de personnes, en marchant, sont saisies du froid aux pieds, pour peu que la saison soit rigoureuse ; tandis que d'autres, par leur marche habituelle, entretiennent parfaitement la chaleur aux pieds. D'où vient cette différence ? Parce que ces derniers, en faisant leur pas, frappent du pied ; c'est en effet un moyen certain d'y attirer la chaleur ; seulement quand cette impulsion n'est pas donnée convenablement, elle cause de la fatigue et expose au désagrément de faire rejaillir la boue lorsque le sol en est couvert.

On s'épargnera ces inconvénients en conduisant son pas de la manière suivante : — La pensée se porte au genou. Il s'élève de 10 à 12 centimètres et recule pour faire refouler la cuisse sur son articulation ; elle rebondit et s'avance, facilitée par le laisser-aller du corps, qui s'asseoit sur les hanches. —Le jarret se rétracte. — Le genou pousse à terre, et par l'effet de la rétraction du jarret et l'impulsion du genou, le pied tombe avec une certaine force. — Il pose de l'avant-pied sur le talon, comme pour écraser quelque chose en roulant, afin d'adoucir le choc par cette espèce de balancement.

Ce choc du pied, donné et prolongé par effet de ressort musculaire, est déjà un moyen certain pour attirer la chaleur aux pieds sans éprouver de fatigue. — Cette manière de marcher donne un autre avantage : l'on n'a plus à craindre l'inconvénient de marcher avec des fortes chaussures, car ce poids, qui aurait fatigué la jambe, lui vient en aide par son balancement qui l'entraîne dans la direction de la marche.

Passons maintenant au second point.

Déjà la jambe, comme nous venons de l'indiquer, a moins de fatigue, nous allons maintenant ménager le bout du pied en ne le faisant plus porter à chaque pas au fond de la chaussure, ainsi que cela a lieu par la marche ordinaire.

Lorsqu'on est un peu accoutumé à ce premier degré du pas qui doit entretenir la chaleur aux pieds, on y ajoutera ***le jeté rétrograde***, c'est-à-dire qu'au moment où le pied pose à terre, il est tiré en arrière par rétraction de la jambe, puis le genou s'avance suivi du milieu du corps, qui pousse par balancement d'arrière en avant, afin que le corps, poussé ainsi par son centre, et entraîné ensuite par l'élan de la jambe, marche avec facilité, quoiqu'en frappant du pied. — Quand le genou s'élève, si l'on compte *une*, puis *deux* lorsque le pied frappe à terre, il y aura plus d'action, par conséquent plus de chaleur.

Afin que le pied ne glisse pas en faisant le *jeté rétrograde*, l'autre pied se lève aussitôt; dans ce moment, tout le poids du corps, en pesant, sur celui qui est tiré en arrière, l'empêche de glisser; cette sécurité n'a lieu qu'autant qu'il n'y a plus qu'un seul point d'appui. Il faut éviter, en marchant, de peser en même temps sur les deux pieds, vu que le mouvement de l'un réagit sur l'autre quand il présente de la résistance. C'est un des principes contre les chutes, donné dans notre ouvrage.

Rien ne fatigue comme les mouvements produits toujours dans le même sens, la marche ordinaire faisant toujours glisser le pied en avant; c'est une fatigue à laquelle il faut ajouter celle du bout du pied, qui vient se jeter à chaque pas dans le plus étroit de la chaussure. Nous ne saurions trop nous habituer au *jeté rétrograde* pour soulager le pied et aussi pour lui donner de la chaleur par l'effet du frottement lorsqu'il recule dans la chaussure.

On conçoit que plus le pied sera à l'aise dans la chaussure mieux le frottement s'établira et par conséquent plus il se produira de chaleur: Inutile de dire que ce principe doit être suivi pour le bas qui touche les chairs. Chacun sait aussi que la chaussure en laine par sa rudesse établit plus de frottement, et par son élasticité entretient mieux la chaleur sans causer de fatigue.

On peut encore faire varier le mouvement ci-dessus par une rétraction musculaire du pied dans la chaussure. — Au moment où le genou s'avance, le pied tend à se fermer comme on le ferait avec la main si on voulait saisir quelque chose; cette petite rétraction musculaire fait avancer le bas de la jambe et rend la pose du pied plus légère; aussi ce complément ne devra pas être négligé quand on voudra ne pas s'exposer à faire rejaillir la boue. De plus, on devra veiller à ce que la cambrure de la semelle soit bien flexible, afin que le pied plie avec facilité.

La pose du pied, la douceur de son élasticité et la régularité de chaleur seront favorisés par le petit appareil dont nous allons donner le détail.

On prend un de ces petits carrés longs de caoutchouc que les épiciers-droguistes et autres vendent 15 centimes. — On le place sous la chaussure, vers la cambrure de la semelle. — On le fixe par trois petites vis, une au milieu, les deux autres aux coins du côté du talon; si le coin flottant faisait éprouver quelque gêne en posant le pied à terre, il faudrait amincir le caoutchouc de ce côté, en le fendant à partir du bout, en mourant jusqu'au milieu. Dans ce cas, une lame de couteau que l'on aura eu soin de mouiller fera très bien l'office de tout autre outil. — Il faudra de même mouiller les vis, autrement elles rebondissent au moindre mouvement et l'on a de la peine à les faire entrer. — On enlèvera un peu de caoutchouc pour laisser entrer la tête des vis au-dessous de la surface de l'appareil.

La saillie de cet appareil vient, en outre de nos moyens naturels, nous garantir contre l'humidité de la chaussure, vu que l'air circule dessous avec plus de facilité.

Il pourra se rencontrer plus d'une personne quelque peu sensitive, qui prenne plaisir à marcher par ce procédé rien que pour sentir l'impression agréable que donne son élasticité vacillante. Car en marchant sur un tapis de velours, jamais sa douceur ne pourra remplacer notre petit confortable sensitif.

Nous n'omettrons pas de citer un moyen, non pas parce qu'il offre le même confortable que celui ci-dessus, mais bien pour sa puissance à attirer la chaleur aux pieds. Ce moyen pratiqué par quelques chasseurs des contrées du Nord, consiste à se déchausser et mettre les pieds dans l'eau froide durant trois ou quatre minutes, puis se chausser aussitôt que les pieds sont hors de l'eau. Il s'établit une réaction qui fixe le sang aux pieds à peu près pour la journée du chasseur. Ce moyen est précieux du côté de sa puissance, mais nous nous garderons d'en conseiller l'usage aux personnes délicates, car indépendamment de l'impression désagréable que fait éprouver l'eau froide, pour peu que le corps soit sensible, ce moyen hydrothérapique peut devenir dangereux, même pour les personnes robustes, à moins qu'elles soutiennent cette chaleur forcée par une action continuellement soutenue.

Nous dirons à cette occasion un mot sur le danger de la nouvelle médecine hydrothérapique. Qu'arrive-t-il lorsque la force vitale du malade n'a pas assez de puissance pour soutenir la force du traitement? Et aussi combien l'œil peut être trompé en voyant le physique du malade qui suit ce même traitement.

Un de nos élèves, d'un âge avancé, après avoir suivi pendant quelque temps la partie physiologique de nos exercices, se trouvant soulagé des malaises qu'il éprouvait dans le corps, et surtout dans la poitrine et la tête, lesquels maux il eût été difficile de soupçonner à cause de la bonne couleur de son visage. Mais après avoir appris de lui que depuis longtemps il suivait le traitement hydrothérapique, nous nous sommes rendu compte que ces immersions, ces applications d'eau froide, ces transitions qui en résultent, en repoussant le sang de la peau pour le faire revenir avec force, font qu'en effet la force de santé se porte à la superficie du corps, mais c'est au dépens de sa force intérieure. Donc, ce traitement ne peut être salutaire ni aux délicats ni aux vieillards, mais nous concevons tout le bien qu'il peut faire à l'homme robuste, en appelant à la peau le surcroît de force quand il est sujet à faire quelques ravages au centre du corps.

Au lieu de mettre deux paires de bas en laine comme le font certaines personnes dans le but d'obtenir plus de chaleur, et qui, malgré ce double moyen, n'en ont pas moins froid aux pieds, il faut mettre sur la peau des bas de coton et ceux de laine par dessus.

Il est vrai que le rude frottement que produit la laine sur la peau peut y attirer la chaleur, mais dans ce cas, il peut aussi en naître de l'irritation ; alors ce n'est plus qu'une chaleur sèche, une chaleur fiévreuse, une vraie maladie des pieds, tandis que le coton, par sa puissance d'absortion sur les miasmes, assainit et dégage les pores de la peau, facilite la transpiration; puis la laine, en venant attirer l'humidité qu'elle recouvre, complète ce moyen pour la chaleur et la santé des pieds.

Chacun a pu juger de cet effet hygiénique lorsque les pieds, étant dans le lit, se trouvent en transpiration : on voit la couverture plus chargée d'humidité que le drap, quoique celui-ci touche les chairs.

Avis aux inventeurs qui travaillent pour la santé, dans le cas où ils voudraient appliquer le moyen ci-dessus aux gilets de flanelle, aux corsets et aux gants de voyage dont le tissus en laine pourrait être recouvert de coton au dedans, cequipourrait avoir lieu pour les bas.

Nous ne donnerons pas lieu ici aux autres applications que nous en avons fait dans notre ouvrage sur la beauté, ce serait nous étendre au-delà de notre sujet.

Chaleur aux pieds en restant debout sur place.

Nous voyons des personnes qui pour se donner la chaleur aux pieds les font frapper sur le carreau. D'autres secouent la jambe pour y faire circuler le sang. Ce sont de puissants moyens, sans doute, pour la chaleur aux pieds, mais la fatigue qui en résulte a bientôt fait perdre le goût de continuer de même.

Il est donc utile d'établir un exercice plus doux pour ne pas laisser tomber la chaleur que l'on aura produit.

Un simple jeu musculaire suffira. Les pieds appuient fortement à terre. Ils sont tirés par leurs propres muscles sur tous les sens et par petits temps de cadence concentrés, jusqu'à faire élever le coude-pied pour établir un frottement de va et vient du pied dans la chaussure, aidés de la volonté qui se porte avec une certaine force sur le jeu musculaire. De plus, si la largeur de la chaussure, comme il a été dit plus haut, facilite le frottement, la chaleur pourra être longtemps entretenue.

Cet exercice, destiné à être pratiqué étant debout, se fera assis en ayant soin, dans ce dernier cas, de peser sur les genoux. Nous en erons connaître toute la puissance lorsque nous serons arrivés aux exercices étant assis. Cet exercice, disons-nous, sera d'un grand secours quand il y aura quelque indiscrétion à faire des mouvements apparents pour se donner la chaleur aux pieds, par exemple, lorsqu'on assiste à une cérémonie religieuse, par un temps rigoureux, dans une église privée de calorifères.

C'est dans notre cathédrale, durant le cours d'une longue cérémonie mortuaire, que la découverte de ce petit exercice nous aida à soutenir le froid qui faisait grelotter tous les assistants et dont quelques-uns, à notre connaissance, ont été atteints à la suite de rhume sérieux.—Notre jeu de muscles produisant la chaleur à cet à propos, pourra recevoir la dénomination de CALORI-MUSCULAIRE.

Nous allons donner un exercice intermédiaire entre les deux extrêmes qui précèdent.

La Talonnette.

Cet exercice s'établit de cette manière : — Le corps s'asseoit sur les hanches. — Les genoux plient légèrement. — Les muscles du jarret se rétractent pour faire de la jambe une espèce de ressort. — Le talon se jette en dehors en même temps qu'il remonte avec la hanche. — Ce mouvement fait tourner le genou et la pointe du pied en dedans comme par effet de torsion. — En tombant sur l'avant-pied par deux temps de cadence, une élasticité s'établit; l'autre jambe, en rebondissant, se lève aussitôt pour en faire autant, et ainsi de suite. — On augmentera la chaleur des pieds en augmentant la force d'élan jusqu'à ce que l'on forme double coup en frappant de l'avant-pied au talon.

Les personnes tenues trop longtemps dans la même position devront en faire un hygiène de toutes les saisons en l'exécutant de temps à autre, dans la distance de quelques pas, pour se dégourdir les membres, faire circuler le sang, et jouer la respiration; enfin pour ranimer la vie qui semble s'éteindre petit à petit quand l'exercice manque à l'homme.

Chaleur aux pieds étant assis.

Nous avons vu, deux pages plus haut, qu'étant assis, on pouvait donner la chaleur aux pieds par leur mouvement musculaire; dans ce cas, en suivant les mêmes principes, on n'aura qu'à faire peser le plus possible les pieds contre terre, soit en empoignant le dessus des genoux pour les faire presser l'un contre l'autre afin d'obtenir un appui, ou arriver au même but quand les pieds se touchent fortement pour les faire tirer à tour de rôle ou ensemble de droite à gauche ou en arrière et circulairement.

Nous avons vu aussi que cet exercice était le plus doux et le plus concentré; par conséquent, on pourra se donner la chaleur aux pieds, sans être indiscret et sans occuper d'autre espace que celui de son corps.

Ce qui viendra bien à propos dans les voitures publiques et notamment dans les omnibus, où la portière, en restant ouverte, nous fait sentir l'hiver dans toute sa rigueur. — A table, on pourra parer au trouble de la digestion, que peut occasionner le froid aux pieds.

En fortifiant son appui, on fera porter la chaleur au dehors des pieds et le long des jambes, c'est-à-dire en croisant le bas des jambes de sorte qu'ils pressent avec force sur le dehors des pieds.—Et cette chaleur s'augmentera en proportion de la force de pression et de frottement que l'on établira. —C'est ici où sera plus particulièrement justifié le nom de *calori-musculaire* que nous avons donné à cet exercice. Celui qui suit sera pour les cas moins sérieux.

La sautillante.

Étant assis, pour exécuter cet exercice, le premier temps commence ainsi : — Les genoux se rapprochent pour former pivot. — Les muscles des jarrets, en se rétractant, font soulever les talons.—Les genoux s'élèvent, retombent, et remontent encore, comme par un jeu de ressort, aidés par celui des pieds dont les muscles jouent fortement, et l'on arrive au deuxième temps que voici. —Les genoux, toujours en formant pivot, tiennent la même position. — La cadence est aussi la même. —Les pieds s'écartent, puis rebondissent comme la première fois, se rapprochent et s'écartent encore, et ainsi de suite en balançant, et l'on arrive au troisième temps. — Au moment où les pieds se trouvent rapprochés l'un de l'autre, ils partent par un temps de cadence, l'un en avant, l'autre en arrière et ainsi de suite, en ayant soin de faire porter sur le talon le pied qui est en avant, et sur la pointe du pied celui qui se trouve en arrière, afin d'éviter la secousse que ferait éprouver le choc des deux talons qui frapperaient en même temps. — Pour le quatrième et dernier temps, sans cesser d'entretenir la cadence et sans que les genoux se quittent, on profite du balancement des jambes pour les jeter, à tour de rôle, l'une par dessus l'autre, comme pour les faire voltiger et tomber toutes deux, à chaque fois, sur le dedans de la pointe des pieds. Là on appuie fortement pour augmenter l'essor des jambes, afin que leur élévation les facilitent à se décroiser pour se recroiser. Ainsi finit cet exercice à qui nous avions primitivement donné le nom de *sautillette* et auquel nous avons substitué celui de *sautillante*, parce que cette dernière consonnance reproduit mieux à l'oreille l'essor qu'on en obtient.

Nous la recommandons au papa qui voudrait égayer son enfant en s'égayant lui-même ; dans ce cas, qu'il n'oublie pas de le mettre sur ses genoux pour le faire participer à l'agrément de la *sautillante*. A part le papa, l'enfant y prendra plaisir puisqu'elle est basée à peu près sur les mêmes principes de cet autre exercice tout paternel, qui est ordinairement accompagné de ce refrain :

A dada sur mon bidet.....

Lorsque les bras se trouvent libres, on peut donner un plus grand essor à cet exercice en y faisant l'addition suivante :

Les bouts des doigts se posent dans leur enfourchure, de sorte que les mains ne fassent plus qu'un seul corps en forme d'écuelle et les bras une sorte de ressort vacillant. — Dans cette tenue, le mouvement des bras s'accorde avec celui des jambes, mais en allant à l'opposé l'un de l'autre pour agir ainsi. — Les pieds, l'un contre l'autre, se jettent à droite, tandis que les bras, donnent leur élan à gauche. — Les hanches, se portent en dehors, et suivent le jeté des jambes. — Les bras montent à la hauteur de la tête pour redescendre, passer vers la poitrine et remonter de l'autre côté. — Ils reproduisent le mouvement de la nacelle quand elle chavire de l'un à l'autre bord. — Si le laisser-aller qui doit avoir lieu conserve au corps dans son entier une pleine force de balancement cadencé, cet exercice, destiné d'abord pour la chaleur des pieds, pourra devenir un exercice des plus confortables.

Pour divers exercices d'agrément et de surprise, voir la ***Révolution dans la marche***, partie gymnastique.

Chaleur aux pieds étant dans le lit.

Ordinairement le sommeil rend la chaleur aux pieds ; mais le sommeil peut manquer, et il arrive qu'après s'être couché les pieds froids, on se réveille de même. — Quelquefois il arrive aussi que dans le cours d'un sommeil imparfait les pieds se sont refroidis.

Enfin il arrive que la chaleur aux pieds vient seulement après qu'on est réveillé. Pourquoi ces anomalies dans le courant de chaleur du corps humain? — Nous savons cependant qu'une fois endormis, les organes de la volonté cessent leurs fonctions et que les organes instinctifs n'arrêtent leur action qu'au terme de la vie; or, ceux-ci, poussant sans cesse la chaleur à la peau ; quand, par l'effet du sommeil, la volonté ne forme plus d'opposition, les pieds, durant cet espace de temps, ne devaient pas manquer de chaleur.

Nous oublions que les organes de la volonté, lorsqu'ils sont actionnés par l'effet d'un rêve, peuvent encore avoir assez de force pour attirer la chaleur du corps dans sa partie supérieure. C'est aussi pourquoi nous voyons les personnes qui travaillent de tête être les plus sujettes à prendre froid aux pieds.

Détourner l'action de la tête, en donner la plus grande part aux pieds, afin d'entretenir leur chaleur, est le moyen que nous allons proposer.

D'ordinaire les pieds ne touchent pas au fond du lit. L'espèce de vide dans lequel ils se trouvent fait que leur chaleur se perd trop facilement. — Une chambre, par exemple, plus elle est grande, moins la chaleur s'y conserve.

Nous diminuerons ce trop d'espace au fond du

lit et nous augmenterons le courant de chaleur des pieds par ce moyen. — On prend du molleton de laine, que l'on peut recouvrir de coton si l'on veut travailler à l'hygiène des pieds en même temps qu'à leur chaleur, ainsi qu'il a été dit plus haut. — On plie ce molleton en rouleau. — On le place à la portée des pieds, afin que ces derniers puissent s'agiter dessus à peu près de même que le ferait la main, si, dans le cours d'une saignée, il était nécessaire, pour activer l'écoulement du sang, de presser quelque chose de rond.

La force d'agitation et de frottement que les pieds établirons doit être proportionnée à la force de l'action concentrée dans la tête, pour arriver, petit à petit, à réduire ce mouvement, de sorte qu'il provoque au sommeil.

Ce moyen de provoquer au sommeil pourrait trouver son exemple dans les animaux. — Qu'il nous soit permis de le citer. — Nos dames, mieux que nous, pourraient en rendre compte, car elles n'ont pas été sans observer que les chats, lorsqu'ils se trouvent sur un coussin et qu'ils remuent les pattes, comme pour pétrir, on les voit le plus souvent s'endormir presque aussitôt.

Nous sommes si négligents, quand il s'agit de faire quelque chose pour notre santé, qu'établir le moindre appareil peut en faire différer l'usage à un temps indéfini.

Toute difficulté sur ce point sera levée par le moyen suivant. — Ce moyen est complétement du ressort de nos ménagères, car il ne consiste, en faisant le lit, que d'y pratiquer une espèce de portefeuille pour fourrer les pieds dedans.—Il s'établit de cette manière.—Après avoir mis le drap de dessous et bordé le pied du lit avec le drap de dessus et la couverture, on prend l'un et l'autre à la distance où doivent se trouver les pieds.—Là, on fait un pli semblable à ceux que l'on voit à la jupe de certaines robes, seulement le nôtre, au lieu d'être cousu, n'est fixé que par ses bouts en bordant le lit, afin que les pieds puissent jouer librement dessus, dessous, et se fourrer dedans.

Ce pli, pris entre les pieds, viendra bien à propos les essuyer quand ils seront en transpiration, en agissant de même qu'on le ferait avec un essuie-mains, puis reportés dans l'intérieur du pli; la chaleur se conservera davantage que dans un plus grand espace.

A propos de l'usage que nous faisons de ce pli pour sécher et réchauffer les pieds par le frottement, nous le nommerons **FROTTE-PIEDS**.

N'oublions pas qu'il est des personnes dont les jambes diffèrent de longueur, et que, deux couchant dans le même lit, il n'y en aurait qu'une qui profiterait dudit *frotte-pieds*. Dans ce cas, il est tout simple de penser que, pour obvier à cet inconvénient, on n'a qu'à faire un second pli.

A défaut d'autre moyen, les pieds pourront se frotter et s'agiter à peu près de même qu'on le pourrait faire avec des aiguilles en tricotant avec activité. Autrement les deux pieds se mettent en concurrence. L'un passe au-dessous de l'autre, il frotte, glisse et le dépasse ; l'autre en fait autant à son tour, et ils se trouvent bientôt au fond du lit comme par effet d'entraînement. — On aura soin que chaque pied, à son tour, soutienne la couverture, afin que celui de dessous passe librement.

Ce petit exercice, que nous avons nommé la PASSE-PASSE, a quelque chose d'étonnant par sa puissance à faire allonger les jambes quand la fraîcheur des draps oblige à se ratatiner. — Il suffit quelquefois, pour se donner la chaleur aux pieds et se provoquer au sommeil, que la pointe des pieds s'agitent par des petites rétractions musculaires continues et dans divers sens.

Dans tous les cas, il sera toujours bon, avant d'entrer dans le lit, d'époustiller et masser les pieds, pour les dégager de toute poussière ou humidité afin de faciliter leur courant de chaleur, et aussi, pour dilater les articulations, sujettes à être dépréciées par le mouvement du pied dans la chaussure.

Pour opérer ce dégagement des pieds, on leur

fera subir le petit exercice manuel que nous avons appelé l'ÉPOUSSETILLETTE, — C'est-à-dire que les mains, en plein abandon et par un élan balancé, cadencé et continu, se jettent l'une contre l'autre pour glisser par va et vient de droite à gauche en se frappant par petits coups de plus en plus précipités.

On conçoit que, pour faire l'application de l'*époussetillette* sur le pied, il suffise de le mettre entre la paume des mains, puis agir de même que nous venons de le dire, et, par intervalle, passer la tranche de la main entre les doigts de pieds, afin de les dégager sur tous les points.

Le bout du pied ainsi tenu entre la paume des mains doit être fretillé, roulé, pressé, étendu; pour ainsi dire, manipulé jusqu'à ce que les doigts de pieds en craquent. Cependant il faut tenir compte que ce craquement des doigts n'a lieu qu'autant qu'ils ont été refoulés.

La nature a eu l'admirable précaution de former cette liqueur que l'on nomme sinovie, pour être placée entre les articulations, afin que les os puissent rouler les uns contre les autres sans être sujets à s'user par le frottement. Quand l'articulation se trouve refoulée avec trop de force, la sinovie s'échappe par infiltration à travers les tissus de sa membrane et les os prennent de l'adhérence. — C'est ce qui nous explique pourquoi les doigts craquent lorsqu'on les tire pour les étendre. Ce bruit dans les articulations vient de ce que les os quittent subitement leur adhérence. Les personnes que la marche rend sujettes à se déformer les pieds ne devront pas négliger nos dernières indications.

Ceux qui ont les pieds déformés, ou des cors, ou des ongles rentrants dans les chairs, trouveront le moyen pour s'en guérir dans notre *Révolution dans la marche* (partie hygiénique).

CHAPITRE II.

Pour entretenir la chaleur aux mains.

Tout le monde sait qu'en agitant les mains, en les frottant, on y attire la chaleur ; mais entre mille mouvements que les mains produisent, l'idée ne se porte pas toujours à choisir, parmi ces divers mouvements, ceux qui peuvent le mieux s'accorder, produire le plus de chaleur, causer le moins de fatigue et entretenir le mieux la douceur de la peau.

Après avoir observé qu'au centre de la paume des mains était le point qui comportait le plus de calorique, nous n'avons plus qu'à diriger nos mouvements sur ce point, de sorte que la chaleur s'en échappe et se répande convenablement.

En conséquence, la paume des mains s'appliquent l'une sur l'autre, —le bout des doigts en regard de la saignée. — Dans cette position, les mains établissent leur frottement par coups de pressions, frottement arrondi, balancé et cadencé. — Elles pirouettent d'un demi-tour pour porter en passant la chaleur au-dessus de la main et se retrouver dans la même position, et ainsi de suite, en ayant soin que chaque main passe dessus l'autre à son tour, afin qu'elles aient également la chaleur.

En se rapprochant assez près du corps pour établir un frottement sur la poitrine, les mains obtiendront plus de chaleur.—Puis elles continuent de s'exercer en montant sur un autre point de chaleur,— La main, arrivée à la hauteur du poignet, l'empoigne, tourne, ainsi que le poignet qui pirouette dedans.

Si la largeur des manches le permet, on pourra donner aux mains un degré de chaleur plus élevé ; dans ce cas, la main monte sur l'avant-bras en glissant, frétillant, pétrissant. —Puis la main empoigne le bras; et tous deux pirouettent d'un demi-tour, ainsi qu'il a été dit pour le poignet. — L'autre main, de son côté, reste allongée, elle n'a qu'à s'agiter quelque peu pour faciliter son pirouettement entre le tour du bras et la manche.

Aussitôt le demi-tour achevé, la main qui travaille, après s'être avancée par le bout des doigts, rentre le pouce pour s'allonger, et pirouetter à son tour mécaniquement, et ainsi de suite. — Ou seulement, à partir du poignet, les mains montent en pétrissant les bras, pour redescendre à chaque demi-tour. — Quelques temps de cadences ajouteront à la grande chaleur qu'il peut résulter en agissant ainsi. — L'exercice suivant suffira pour la chaleur aux mains. — Les paumes des mains se touchent ; — les mains s'empoignent ; c'est la même position qu'elles tiennent en frappant sur le genou pour reproduire le bruit d'un sac d'écus que l'on secoue ; seulement ici la main se trouve par dessus le pouce, et au lieu de soulever le creux des mains pour former le vide, elles se pressent par secousses arrondies et cadencées, que l'on accompagne en comptant : *une*, *deux*, *trois*.... *quatre*, *cinq*, *six*; puis : *sept*... *huit*..., en faisant tourner les mains d'un demi-tour pour conduire la chaleur du dedans au dessus, ainsi qu'il a été dit plus haut. Ce tour de main doit aussi se faire à l'opposé à chaque demi-tour, afin de leur donner la même part de chaleur. On pourra varier cet exercice en agissant de cette manière : — Les mains se frappent en frétillant par élan cadencé, — et par va et vient frottent suivant leur longueur. Quand elles s'avancent, reculent et s'avancent à trois reprises précipitées, on compte *une*, *deux*, *trois* et ainsi de suite à chaque quart de tour.—En gardant la position dite à la suite du sac d'écus, la pression des mains fait monter les bras par balancement; ils pèsent d'autant moins en marchant.—Et en s'exerçant ainsi on se fortifie la poignée de mains.—Malgré la continuité du froid, les mains, qui ne vont pas jusque dans les manches durant ces derniers exercices, conserveront assez de chaleur pour ne pas être obligé de porter des gants, pourvu toutefois qu'on agisse ainsi avant que les mains ne soient complétement saisies par le froid.—La chaleur sera d'autant mieux soutenue que la pensée se portera sur le point où doit être attiré le calorique.—Cet exercice manuel et ceux qui précèdent, produisant la chaleur par maniement, pourront recevoir le nom de MANITHERME.

Il sera toujours bon d'agiter préalablement les mains comme à l'ordinaire.—En tombant à l'abandon, elles se rapprochent pour se frotter par va et vient suivant leur longueur, jusque dans leur enfourchure, où l'on peut faire séjourner le bout des doigts dans l'intérêt de leur chaleur ou de leur effilement. Si l'on veut donner un nom à cette exercice, celui d'ENFOURCHETTE ne viendrait pas mal à propos, surtout par les diverses figures que les doigts peuvent représenter en les poussant plus ou moins dans leur enfourchure.

Il est quantité de personnes qui, par état,

sont continuellement exposées à la rigueur des saisons ; par exemple, les cochers, lorsqu'ils sont sur leur siége, ou les hommes qui travaillent sur les ports, s'ils employaient les mouvements ci-dessus, on ne les verrait plus se battre les flancs pour ranimer leur chaleur, à défaut d'exercices moins fatigants.

Sans parler des gens qui n'écoutent que ceux qui leur en imposent, ni des égoïstes de la science qui n'admettent que leurs œuvres, nous voyons journellement des personnes attentionnées aux études sérieuses en négliger d'autres, quoique très utiles, parce qu'elles présentent de la simplicité. A cette occasion, nous prendrons la liberté de rappeler à nos docteurs, quand ils auront été distraits de leurs moyens, que les nôtres ont une certaine puissance pour le cas où le médecin se trouve avoir les mains froides au moment de tâter le pouls d'un malade ; car nous en avons vu éprouver de fâcheuses impressions en subissant cette espèce de contact.

On n'a pas toujours du feu sous la main pour parer à cet inconvénient ; d'ailleurs, le moyen à employer ici est plus prompt : deux ou trois maniements autour du poignet donnent aux doigts le degré de chaleur qui convient à la peau, et les doigts ne sont plus exposés à ce que leur épiderme, durci par le feu, ne vienne émousser le sens du toucher.—

Si les coiffeurs ne s'oubliaient quelquefois sur ce point, quand leurs doigts se promènent jusque sur notre épiderme, ils ne feraient pas cesser cette espèce de satisfaction que l'on éprouve en se faisant coiffer.

Nos barbiers, en ne négligeant pas les indications ci-dessus, nous épargneraient ces impressions désagréables qu'ils nous font sentir de temps à autre quand nous nous soumettons au contact de leurs doigts.

C'est surtout aux militaires, sujets à voyager malgré la rigueur du climat, que nous recommandons les exercices ci-dessus, qui peuvent très bien s'exécuter l'arme au bras. Ceux qui ont assisté à la cérémonie qui a eu lieu à Paris pour la translation des cendres de Napoléon aux Invalides, ceux-ci, disons-nous, ont déjà pu juger de la souffrance que le froid peut occasionner, puisqu'un assez grand nombre d'entre eux n'ont pu arrêter l'influence de leur besoin physique, qui s'est répandu jusque dans leurs vêtements ; vu qu'ils ne purent se servir de leurs mains, paralysées par le froid ; il en est même qui sont morts des suites de ce froid rigoureux.

Lorsque des conséquences si funestes se produisent au milieu d'une capitale, où l'on est, moins qu'ailleurs, exposé aux privations, nous pouvons apprécier l'énormité des souffrances que nos frères endurèrent en Russie dans la campagne de 1812 à 1813, et à leur retour providentiel, n'avons-nous pas eu la douleur d'en revoir avec les pieds et les mains gelés.

En présence de ces considérations malheureuses, nous sommes forcés de dire qu'il serait urgent d'établir des exercices spéciaux destinés principalement pour les militaires, afin que, par la puissance du mouvement, ils puissent se donner la chaleur, sans fatigue, jusqu'aux extrémités du corps.

Si ces moyens, quoique bien simples, eussent été mis en pratique dans nos armées de Russie, combien de coups de fusils auraient été tirés de plus, et combien de nos braves seraient restés de moins sur le champ de bataille !—Par des mouvements, oui, rien que par des mouvements bien entretenus, ils auraient pu redonner quelques degrés à leur chaleur atténuée afin de lutter plus longtemps, surtout quand la nourriture leur a fait défaut. Et qui sait s'il en eût fallu davantage pour porter quelque influence sur le sort de nos armes?

Quand la main est occupée par le port du fusil sur l'épaule, on peut encore réchauffer celle qui se trouve libre en la fourrant sous l'aisselle (ce foyer de chaleur), et poussant du bout des doigts, comme pour soutenir l'épaule qui est chargée. — Là, elle établit son mouvement par agitation musculaire et par pressions cadencées, en s'aplatissant et se rétractant quand le bras tend à avancer et reculer par l'effet de la marche; — la main doit établir son frottement, de manière à obtenir assez de chaleur pour elle et l'autre main, afin de lui en communiquer de temps en temps. — Nous nommerons cette pression de la main sous l'aisselle, le PRESSE-AISSELLE. — Dans le civil, ce moyen aura exactement la même application pour la main chargée d'un parapluie.

On pourra conserver la chaleur au bout des doigts, en les enfermant de cette manière: Les dessus des mains se touchent, —les bouts des doigts s'entrecroisent; — les paumes des mains se rapprochent,— les doigts se trouvent enfermés. —Là ils entretiennent la chaleur en se pressant, ainsi que les mains, avec force et par petits frottements cadencés ou saccadés.

Les doigts, ainsi enclavés vers leur dernière articulation, indépendamment de la chaleur, donnent lieu à une espèce de jeu. — Quand les paumes des mains s'écartent et se rapprochent, les doigts représentent exactement la charnière.— Leur jeu, de même que pour l'*enfourchette*, peut donner lieu à plusieurs figures; mais l'importance n'est pas là.

Le côté principal est que cette position des mains leur donne la plus grande force de pression qu'elles puissent obtenir. — On peut en faire l'épreuve de diverses manières en se pressant le genou entre les mains, puis l'enfermer dans ladite charnière en le soulevant après avoir chargé le pied d'un même poids que pour les autres pressions manuelles.

A défaut de quelque chose de pesant, on y supplée en posant sur l'avant-pied le talon de l'autre jambe, — elle appuie fortement sur le pied, — les genoux se pressent l'un contre l'autre, — on fait tirer les bras en haut et vers soi en serrant le genou dans la susdite charnière.

Dans cette position, le bout des doigts se trouvant pris entre les mains et le genou, on n'a plus à craindre qu'ils glissent, cette sécurité fait qu'on prend de l'agrément à cet exercice avec le désir de presser et tirer de toutes ses forces. — C'est un vrai confortable. — Par l'action musculaire que donne cet exercice, on sentira qu'il porte à la chaleur en même temps qu'à la force, et qu'en conséquence nous aurions pu le qualifier du nom d'étau confortable, mais par modestie, nous lui conserverons celui de : CHARNIÈRE MUSCULAIRE.

Un autre exercice à deux fins peut s'établir tout simplement en réunissant en carré le bout des doigts d'une main pour les serrer entre le pouce et les doigts de l'autre main.

Cet exercice a son point d'utilité, sans doute, du côté de la chaleur, puisqu'il est des personnes qui ont toujours froids au bout des doigts, même avec des gants. Mais semblable au précédent exercice, celui-ci donne aussi quelque chose de gymnastique; car la main qui serre le carré des doigts peut faire monter les bras proportionnellement à sa force de pression, sans que la main pressée agisse en aucune manière.

Chaque main fera de même à son tour, pour avoir part égale de chaleur, et l'on aura pu en outre se donner la preuve de la différence de force des deux mains par celle dont la pression aura fait monter davantage les bras, ce qui fera connaître quelle est la main qui doit être le plus exercé dans l'intérêt de sa force. — Pour ne pas faire confusion de ***quadrette*** (partie de cartes), avec le même nom donné à cet exercice, nous dirons ici QUADRETTE MUSCULAIRE.

Nous donnerons pour dernier exercice de ce genre : l'ACCROCHETTE. — Ce petit exercice dont le ***Charivari*** a intéressé le public par ses spirituelles et amusantes observations, s'établit de la manière suivante.—Les bouts des doigts, en regard du poignet, s'appliquent sur leur intérieur.—Ils se ferment comme pour s'accrocher. —Et les mains roulent, pour ainsi dire, en continuant à se fermer. Puis elles se pressent avec plus ou moins de force, afin d'obtenir les divers effets que nous allons indiquer.

En tenant les mains dans cette position, la chaleur pousse à leur intérieur jusqu'à la transpiration. — Quand elles se pressent fortement, les bras montent rien que par l'effet de cette pression; si les bras y participent, le moyen perd de sa puissance. — Quand la pensée, au contraire, se concentre aux poignets, ce seul point d'appui donne aux bras la plus grande force de résistance. — Quand les bras poussent, la poitrine éprouve un véritable confortable. — C'est un arc-boutant qui peut sauver d'un péril, quand on se trouve fortement pressé au milieu d'une foule.—Une fois accroché, la poitrine et les côtes ne sont plus en danger. — Vu la dernière application de l'*accrochette*, sa portée sera mieux désignée si nous lui accordons le nom d'AGRAFE HERCULÉENNE.— Nous considérons ce simple exercice comme la découverte la plus importante pour les dames et les délicats qui désirent partager les plaisirs publics.

Nous arrêterons ici nos indications, dans le but, ainsi qu'il a été dit à l'avant-propos, de ne pas affaiblir la disposition des personnes qui pourraient prendre goût à l'étude des ***Cinq cents moyens*** de notre ouvrage sur la marche et la santé. Quand cet extrait ne suffira plus au désir de se faire du bien, on sera en mesure d'apprécier l'ensemble de ces moyens naturels, et de juger s'il est véritablement possible, ainsi que nous en avons la preuve, de s'améliorer le corps et l'esprit, ***rien que par son propre mouvement***, accordé avec la force de volonté.

BIBLIOTHEQUE NATIONALE DE FRANCE
3 7502 01756034 5

www.ingramcontent.com/pod-product-compliance
Ingram Content Group UK Ltd.
Pitfield, Milton Keynes, MK11 3LW, UK
UKHW020219200726
13856UKWH00004B/1494

9 782012 3982